AF295719

CONTRIBUTION A L'ÉTUDE

DES

TROUBLES RESPIRATOIRES

DANS LES

LARYNGOPATHIES SYPHILITIQUES

Par le docteur M. KRISHABER

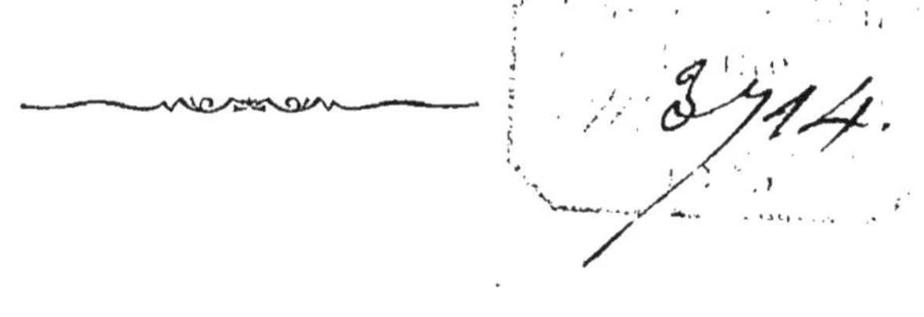

PARIS

G. MASSON, ÉDITEUR

LIBRAIRE DE L'ACADÉMIE DE MÉDECINE

120, Boulevard Saint-Germain.

1879

Extrait des *Annales des maladies de l'oreille et du larynx*.

CONTRIBUTION A L'ÉTUDE

DES

TROUBLES RESPIRATOIRES

DANS LES

LARYNGOPATHIES SYPHILITIQUES

Les laryngopathies de la syphilis se manifestent à des distances tellement variables, eu égard à l'époque de l'infection, qu'il est de toute impossibilité d'assigner des limites à leur apparition.

S'il est assez aisé de déterminer le temps minimum qui s'écoule entre le moment des premières apparitions syphilitiques et les lésions laryngées, il en est tout autrement des accidents éloignés. D'après un relevé établi à l'hôpital du Midi, par M. Mauriac et moi (1), les éruptions syphilitiques du larynx les plus récentes étaient survenues après un laps de temps variant entre deux et six mois à partir de l'apparition du chancre infectant ; une seule fois seulement l'incubation des accidents laryngés a été de dix mois.

Voilà pour les manifestations *récentes ;* mais comment indiquer le terme d'apparition des accidents laryngés *tardifs,*

(1) Krishaber et Mauriac, Des laryngopathies pendant les premières phases de la syphilis, in *Annales des maladies de l'oreille et du larynx,* 1875.

lorsqu'il est fréquent de les constater après un intervalle de
santé parfaite, à des années de distance de l'infection, le plus
souvent de quatre à cinq ans, mais aussi de dix, quinze ans
et même de beaucoup au delà.

On serait tenté de croire que des phénomènes tertiaires
seuls peuvent avoir le privilège de ces tardives éclosions, et
en effet, ce sont ceux-là que l'on constate le plus souvent ;
mais il n'en est nullement ainsi dans tous les cas, et des
accidents secondaires apparaissent à toutes les époques.

Bien des années après l'infection survient parfois dans les
voies respiratoires un simple érythème dont la spécificité
n'est révélée dans la suite que par l'apparition des accidents
graves, succédant aux premiers qui ont été superficiels. Ce
qui est un simple catarrhe laryngé en apparence, à quelque
distance de la contamination qu'il survienne, peut se compliquer à un certain moment d'érosions, légères et superfi-
cielles à un tel point, qu'elles ne sont visibles au laryngoscope
qu'à un éclairage très puissant, et cependant ce catarrhe
pourra donner lieu à de l'œdème qui menacera promptement la vie du malade, tout comme cela arrive dans les
accidents tertiaires avec ulcérations profondes et un travail de destruction plus ou moins étendu.

On ne peut donc nullement conclure de la gravité des accidents ou de l'ancienneté de la syphilis, aux formes avancées
de ses manifestations, et il est surtout utile d'apprécier à sa
juste valeur cette circonstance que l'œdème peut compliquer toutes les formes des laryngopathies syphilitiques. Or,
cet œdème qui sur d'autres muqueuses est une complication de peu de gravité, constitue dans le larynx, on le sait
de reste, l'accident le plus promptement redoutable.

Il s'en suit que les affections laryngées les plus communes
doivent être l'objet d'une sollicitude particulière lorsqu'il
existe des antécédents syphilitiques, sollicitude d'autant plus
justifiée, que le traitement spécifique a une action prompte et
dans certains cas même absolue. Tout trouble laryngé chez
un syphilitique, fût-il dûment contracté par simple refroidissement, doit être considéré comme susceptible de produire
des désordres graves, et traité en conséquence.

Comme l'œdème peut compliquer toutes les formes des laryngopathies syphilitiques, l'époque de son apparition est aussi variable que celle de ces laryngopathies elles-mêmes. Il faut dire, toutefois, que de toutes les manifestations laryngées, c'est la forme végétante qui évolue le plus souvent sans complication d'œdème.

*
* *

Les végétations syphilitiques se forment très lentement ; elles m'ont paru atteindre par ordre de fréquence les cordes vocales elles-mêmes, les replis thyro-aryténoïdiens supérieurs, la muqueuse sous-glottique , et en dernier lieu toute autre partie de la cavité laryngo-trachéale. Une lésion de ce genre consiste en une espèce de prolapsus membraneux formé au niveau des deux cordes vocales, partant tantôt de son bord libre, tantôt de l'une de ses faces, et formant ainsi, entre les lèvres de la glotte, une espèce de diaphragme qui tend à amener graduellement, d'abord le rétrécissement, finalement l'oblitération complète de l'organe. D'autres fois il survient de véritables végétations polypeuses, mais il me paraît toujours facile de distinguer ces végétations spécifiques des véritables polypes simples, en ce que ces derniers surviennent dans un organe sain, tandis que les premiers ne pullulent que sur une muqueuse plus ou moins labourée par des lésions antérieures, le plus souvent ulcéreuses.

Si cette distinction est nettement tranchée, il n'en est pas de même du diagnostic différentiel des végétations syphilitiques d'avec les végétations tuberculeuses ou cancéreuses. Une différenciation ne peut être obtenue que par l'examen d'un ensemble de faits qui est encore loin de conduire à la certitude, car, localement, il n'existe, en réalité, aucun signe caractéristique distinctif nettement tranché. Quoi qu'il en soit, la laryngosténose syphilitique causée par la production de végétations affecte une marche particulièrement lente, mais elle est pour ainsi dire fatale, et elle se termine, si l'on n'intervient pas chirurgicalement, le plus souvent par la tendance à l'oblitération de la glotte.

Une autre forme lente de rétrécissement syphilitique du larynx a pour cause la rétraction cicatricielle des tissus après les pertes de substances, lorsque celles-ci ont été très étendues, et surtout, très profondes. Tant que l'ulcération n'atteint que la muqueuse, elle se comble avec une merveilleuse facilité sous l'influence du traitement spécifique, et parfois c'est à peine s'il est possible de reconnaître les traces de la lésion ; la reconstitution devient même tellement complète que des ulcérations des cordes vocales elles-mêmes, ayant amené l'aphonie absolue, peuvent guérir au point de permettre le rétablissement presque intégral de la voix ; mais il en est tout autrement des pertes de substances profondes ayant atteint les tissus sous-muqueux et particulièrement le périchondre. La cicatrisation de ces lésions profondes, que l'œdème ait ou non compliqué les phénomènes, peut être obtenue par la médication spécifique, mais il est bien fréquent que la déformation de l'organe survienne dans la suite et qu'un rétrécissement se produise peu à peu. Ce rétrécissement s'arrête cependant parfois avant l'oblitération de la glotte, et dans certains cas la trachéotomie peut être évitée, mais la gêne respiratoire n'en existe pas moins, à des degrés divers.

La laryngosténose cicatricielle ancienne, comme celle due à des végétations, n'a que peu de tendance à se compliquer d'œdème.

J'aurai à dire combien les laryngosténoses aiguës sont promptement influencées par un traitement approprié ; mais, je n'ai jamais vu, en ce qui me concerne au moins, la laryngosténose à forme chronique, ou ce qui revient au même, à marche lente, régresser, quelle que soit la médication et si prolongée qu'elle pût être. Ces formes sont relativement fréquentes, et il s'agit presque toujours des mêmes lésions ; mais comme les troubles fonctionnels qui s'y rattachent sont très-différents selon le degré des lésions et qu'il en est de même du traitement de ces malades, il me paraît rationnel d'établir pour les retrécissements à marche lente un certain classement, qui serait le suivant :

Laryngosténose avec tendance à l'oblitération de la glotte.

La respiration se fait par la canule trachéale. Une bougie allumée tenue devant la bouche du malade ne subit pas la moindre oscillation sous les efforts tentés pour la souffler. Voix abolie ; le malade ne possède, en ce qui concerne la parole, que la faculté de la mussitation, c'est-à-dire le langage muet des lèvres et de la bouche qui empruntent à l'air de la cavité buccale une apparence de vibration extrêmement faible. A cette variété se rattache la *laryngosténose inspiratoire*. Les malades de ce genre doivent subir invariablement la trachéotomie, étant dans l'incapacité de faire pénétrer entre les lèvres de la glotte à chaque inspiration une quantité d'air suffisante pour les besoins de l'hématose. Ils peuvent cependant rendre par expiration une colonne d'air assez puissante pour faire entrer en vibrations sonores les cordes vocales, en admettant que celles-ci ne soient pas impliquées dans la lésion à un degré trop avancée ; la voix chez ces malades persiste alors à un degré quelconque.

Laryngosténose incomplète. La trachéotomie a pu être évitée ; la lésion s'est définitivement arrêtée, mais elle persiste indéfiniment au même point. Ces malades respirent, sinon normalement, du moins suffisamment pour vivre, pourvu toutefois qu'ils se condamnent à un repos relatif et qu'aucune complication accidentelle ne se produise. L'affection est compatible avec la santé générale ; la voix est plus ou moins normale.

Le bruit du cornage appartient aux deux dernières catégories de malades, et il faut ajouter qu'il n'est pas en relation directe avec l'intensité des lésions.

Il est facile de constater au miroir d'inspection du laryngoscope, que le mécanisme du cornage se produit presque toujours dans l'inspiration, et que les tissus gonflés entrent en vibrations sonores pendant le passage de l'air qui tend à rapprocher l'un de l'autre les replis œdématiés, tandis que pendant l'*expiration*, le mécanisme inverse se produisant, le bruit morbide cesse complètement.

Je dirai à cette occasion que l'intensité du bruit de cornage ne dépend pas des vibrations sonores des tissus malades seulement, et que, sans les vibrations simultanées des

cordes vocales elles-mêmes, sans la propagation et le renforce-
ment de l'ensemble de ces bruits dans la trachée et les
bronches, le bruit de cornage serait très faible.

L'intensité du bruit de cornage est d'ailleurs loin d'être
en raison directe de l'étroitesse du rétrécissement. Lorsque
celui-ci est très-prononcé et surtout lorsque le siége et la
nature de la lésion empêchent la participation des cordes vocales aux vibrations sonores, on n'entend qu'une espèce de
souffle rude ; tandis que toutes les fois que les cordes vocales
se trouvent être mises en vibrations sonores pendant l'inspiration, le cornage est bruyant, alors même que le rétrécissement est peu prononcé. (Voy. *Cornage*, Krishaber.
Annales des mal. de l'oreille et du larynx, 1876.)

*
* *

Le pronostic des laryngosténoses syphilitiques s'établit
d'après ce que nous avons dit plus haut, surtout sur
l'évolution des accidents respiratoires. Si ces accidents ont
été lents à se produire, ils se rattachent constamment à un
travail organique à marche insidieuse qui, sous l'apparence
de la bénignité au début, conduit peu à peu à un état fort
grave ; si au contraire, les troubles respiratoires sont survenus rapidement, ils constituent bien un danger imminent, mais
fugace, susceptible d'être promptement conjuré par un traitement énergique.

C'est ainsi que parmi les malades, les uns guérissent sous
l'influence du traitement spécifique seul, si avancés qu'aient
été les troubles respiratoires, avec une promptitude qui a
lieu d'étonner parfois, tandis que d'autres malades sont ré-
fractaires à tout traitement, et non-seulement on est obligé de
recourir à la trachéotomie, ou à la laryngotomie, et de main-
tenir indéfiniment la canule dans la trachée, mais cette opération est loin de remédier toujours à l'asphyxie, et certains
malades, lorsque la lésion est trachéale surtout, succombent
malgré l'opération.

Les lésions syphilitiques des voies respiratoires sont en

général plus graves dans la trachée que dans le larynx; et les lésions laryngées elles-mêmes plus graves dans la portion sous-glottique que dans la partie située au-dessus des cordes vocales.

*
* *

L'œdème paraît survenir dans les laryngopathies syphilitiques le plus souvent après un refroidissement; en est-il réellement ainsi, ou l'affirmation des malades ne prend-elle sa source que dans l'habitude si générale d'attribuer au refroidissement tout trouble respiratoire, on ne saurait le dire, mais je crois utile de considérer comme suspects de syphilis la plupart des individus non tuberculeux atteints d'œdème aigu du larynx, le refroidissement étant ou non mis en cause. Sans émettre cette proposition sous forme absolue, je me borne à appeler l'attention sur cette circonstance que l'œdème du larynx est un accident rare en dehors de toute diathèse, tandis qu'il en est tout autrement en ce qui concerne les affections diathésiques, dont presque toutes les formes, les plus légères comme les plus graves, tendent à se compliquer de suffusions œdémateuses. Étant données ces notions précises, étant donnée d'une autre part la possibilité de conjurer par un traitement général les accidents dus à l'œdème relevant de la syphilis, sans aucune opération, et même sans l'application d'aucun topique, on conçoit qu'il soit rationnel d'admettre au moins la présomption de la syphilis, et de traiter les malades dans ce sens, alors même que l'œdème de la glotte ne peut pas être péremptoirement rattaché à cette diathèse.

*
* *

La pratique que j'ai adoptée pour prévenir dans la mesure du possible les rechutes, est la suivante : Une fois la guérison obtenue, je mets l'individu au repos de tout traitement pendant un mois entier, et ensuite je fais prendre les premiers huit jours de chaque mois une cuillerée à thé de liqueur de Van-Swieten une ou deux fois par jour, et pendant les huit derniers jours de chaque mois un gramme d'iodure de potassium. Dans l'intervalle 15 jours de repos. Ce traitement est continué pendant une année à peu près. Il est renouvelé dans la suite au moindre éveil, sur la nature duquel les malades se trompent rarement, lorsqu'ils ont déjà subi une première atteinte.

Il est d'un intérêt tout particulier de ne pas perdre de vue les individus ayant été déjà une fois atteints de laryngosténose syphilitique. Lorsque la maladie spécifique s'est manifestée par des accidents graves, la récidive est toujours à craindre et la surveillance doit être continue et suivie. Il est surabondamment prouvé qu'un malade atteint d'accidents laryngés, si légers qu'ils soient, est exposé à des rechutes sous une forme souvent plus grave, après cessation prématurée d'un traitement, même si ce traitement a été suffisant pour conjurer les premières manifestations.

Sous ce rapport la clinique de la ville présente certains avantages sur la clinique hospitalière, mais il n'en est pas moins vrai que de tous les malades en général, ce sont les syphilitiques qui se dérobent le plus fréquemment à une observation prolongée; c'est là ce qui donne une certaine valeur à l'histoire des individus qu'on n'a pas perdus de vue pendant longtemps. Il en est ainsi de plusieurs des observations que je relate ici, et qui, par leur ancienneté relative, me paraissent plus particulièrement militer en faveur de l'admission d'un certain pouvoir préventif du traitement spécifique, en ce qui concerne au moins quelques accidents. Je me garderai bien de trop généraliser ces inductions. Il est d'abord de notion vulgaire que l'on ne prévient pas les premiers accidents secondaires par un traitement spécifique, fût-il institué à l'époque la plus rapprochée de l'infection; il est généralement admis aussi, que l'on n'empêche guère l'évolution de certaines formes avancées de la syphilis, et que le traitement est bien plus propre à combattre les accidents existants, qu'à en conjurer l'éclosion. C'est ainsi, en effet, que les faits se présentent en général, mais il me paraît être d'une certaine importance de prouver aussi que lorsque la diathèse s'est localisée dans un organe, le traitement ne doit pas être considéré comme achevé, ni la guérison comme définitive, dès que les lésions ont disparu, et que la prolongation pendant un temps plus ou moins long, selon les cas, d'un traitement atténué, *empêche le retour offensif de la maladie*. La saturation momentanée n'est pas une raison suffisante pour ne pas revenir à la médication spécifique à certains intervalles. Lorsque les signes classiques de l'intoxication mercurielle et iodique s'accusent avec intensité, on peut diminuer les doses des médicaments, ou en espacer les prises, mais on n'abandonnera le traitement qu'après un temps fort long et une guérison bien dûment acquise.

*
* *

En somme, sans tenir compte *du moment d'apparition* des troubles laryngés, par rapport au moment de l'infection, et sans tenir compte de la nature de ces lésions, on peut dire que les laryngosténoses affectent une marche *aiguë* et une marche *chronique*, et que ces deux variétés se comportent bien différemment en face du traitement.

Il importe d'ajouter, en ce qui concerne la forme aiguë, qu'elle n'est pas exclusivement due à l'œdème qui n'est que la cause directe de beaucoup la plus fréquente, mais nullement constante des troubles respiratoires rapidement évolués.

Comme les observations de malades affectés de laryngosténose syphilitique à forme aïgue sans complication d'œdème sont rares, je mets en tête de mes observations l'histoire qui en est un exemple remarquable.

Laryngosténoses syphilitiques à marche rapide.

OBSERVATION I. — M. ..., d'aspect robuste et d'un embonpoint assez prononcé, âgé de 35 ans environ, se présente chez moi le 16 janvier 1874, accompagné de M. le professeur Guyon. Il est dans un état d'asphyxie qui lui permet à peine de monter l'escalier et son aspect cyanosé est fait pour inspirer les plus vives inquiétudes. Nous apprenons que les accidents respiratoires étaient survenus depuis deux mois, et avaient augmenté rapidement. Le cornage se faisait d'abord entendre la nuit pendant le sommeil, il devint ensuite diurne et absolument continu ; le moindre mouvement augmente les troubles respiratoires, et de véritables paroxysmes d'asphyxie surviennent par instants. Le malade ne tousse pas et n'accuse aucune douleur locale.

L'aspect robuste du malade fait nécessairement écarter toute idée de lésion pulmonaire et l'auscultation confirme cette présomption ; le cœur et les gros vaisseaux sont à leur tour trouvés indemnes, et il est évident que la cause directe des troubles doit être recherchée dans les voies respiratoires supérieures. En effet, l'examen laryngoscopique de M.... nous révèle qu'il y a une déviation à gauche de la totalité du larynx, provenant d'une compression exercée par une tumeur du cartilage thyroïde, et dont la masse principale siége à droite et en arrière. Cette tumeur, qui est sous-muqueuse, est volumineuse au point d'effacer presque complétement la gouttière pharyngo-laryngée. Toute la muqueuse du larynx est rouge, légèrement boursouflée ; les replis thyro-aryténoïdiens supérieurs sont écartés et immobiles ; les vraies cordes vocales, rouges et immobiles à leur tour, sont, au contraire, très rapprochées l'une de l'autre, formant une glotte linéaire extrêmement étroite. Dans les plus grands efforts respiratoires, les deux cordes vocales ne s'écartent que de 2 à 3 millimètres à peine ; des vibrations sonores se forment en ce point dans l'inspiration et, par conséquent, le cornage est produit par les lèvres de la glotte elle-même. Il n'y a pas de traces d'ulcération, ni d'œdème, ni de végétation. La trachée est invisible.

Une circonstance importante à noter, c'est qu'il existe une tumeur osseuse assez volumineuse dans la région sus-sternale paraissant s'être développée aux dépens même du sternum, auquel elle adhère intimement. L'analogie de cette tumeur avec celle du thyroïde nous paraît de la dernière évidence.

Malgré les dénégations formelles du malade, nous prescrivons des frictions mercurielles et d'assez fortes doses de sirop de Gibert. Nous recommandons surtout que le malade soit mis sous une surveillance continue pour que la trachéotomie puisse être effectuée en cas d'asphyxie imminente. Il est convenu aussi que cette opération ne sera pas différée au delà de trois semaines, si jusque-là les résultats obtenus par le traitement n'étaient pas satisfaisants. Ma confiance dans le traitement était moindre que celle de mon honorable confrère, et je croyais moins que lui que l'opération pourrait être évitée ; il en fut ainsi cependant.

Le malade, ayant quitté Paris, est attentivement surveillé par M. le Dr Allain, de Lille, qui nous donna plus tard, à son sujet, des renseignements très-précis.

« Dès le deuxième jour du traitement, dit notre honorable confrère, l'amélioration était notable, le cornage moins prononcé et le malade dormait, ce qu'il n'avait pu faire depuis longtemps. A la fin de la première semaine, la voix était revenue, un peu éraillée, sans doute, mais nette avec un timbre franc. La guérison était complète au bout de 15 jours. Au fur et à mesure que les symptômes s'amendèrent, le larynx reprit sa forme et son volume normaux. »

Le traitement mercuriel fut continué cependant pendant un mois entier ; au bout de ce temps, il fut mis à l'iodure de potassium, et c'est seulement plusieurs mois après le début du traitement que le malade cessait tout traitement.

La tumeur pré-sternale avait à son tour disparu pendant le traitement.

Il récupéra sa santé et aucun accident nouveau ne s'est manifesté depuis quatre ans.

*
* *

Cette observation nous montre d'une manière péremptoire la possibilité de guérir promptement les exostoses syphilitiques du larynx, alors même que les troubles sont arrivé

au summum d'intensité, sans qu'il soit nécessaire d'interve-
nir chirurgicalement.

Quelle que soit la nature des lésions syphilitiques qui ont
provoqué les laryngosténoses aiguës, il importe avant tout
que la médication soit assez énergique et suffisamment prolongée. L'observation suivante me paraît bien probante à ce point
de vue.

OBSERVATION II. — M. ..., âgé de 45 ans, est atteint de
troubles respiratoires, dont le début remonte à plusieurs
mois. Lorsque je le vois pour la première fois, il tousse peu,
mais il dit avoir notablement maigri, et son aspect chétif et
émacié dénote une déchéance profonde. Le malade accuse
une certaine sensibilité du larynx, et sa voix est presque
complétement éteinte. Les mouvements de déglutition s'ef-
fectuent assez bien.

L'auscultation ne donne pas de résultats précis à cause
du bruit qui se passe au niveau de la glotte, bruit dont
l'intensité masque les bruits respiratoires normaux.

L'examen laryngoscopique permet de constater des érosions multiples sur les cordes vocales, qui sont très-rou-
ges et très-tuméfiées. Celle du côté gauche est particulièrement boursoufflée et immobile. Les replis thyro-aryténoïdiens supérieurs ne présentent pas d'ulcérations, mais
ils sont tuméfiés et injectés comme le reste de la muqueuse laryngée. Les replis aryténo-épiglottiques parti-
cipent peu à cet état, et l'épiglotte est presque entièrement
saine.

Quoique cet état local ne permette pas d'établir un diagnostic précis, et que les lésions constatées puissent se
rapporter tout aussi bien à la tuberculose qu'à la syphilis,
et malgré les dénégations du malade à ce dernier point de
vue, je lui prescris du sirop de Gibert ; j'apprends en même
temps que le malade avait été déjà soumis à ce traitement
par plusieurs médecins. Après quelques semaines de cette
médication, une certaine amélioration se manifeste et la res-

piration devient quelque peu plus facile. Je perds le malade
de vue à ce moment, mais plusieurs mois après, il se présente de nouveau chez moi, avec des accidents respiratoires
beaucoup plus accusés que la première fois.

Dans l'intervalle, il avait été soigné en ville et à la Pitié.
Je constate que les érosions se sont multipliées, qu'elles ont
gagné en profondeur et en étendue, et que l'œdème surtout
est plus accusé que la première fois. La respiration est
devenue tellement anxieuse, que je doute de la possibilité de
pouvoir éviter la trachéotomie. Le malade se refuse cependant absolument à l'opération et déclare formellement pré-
férer la mort à toute intervention chirurgicale. Dans cet état
de choses, et sans le moindre espoir, j'institue de nouveau
un traitement antisyphilitique, plus énergique cette fois.

Je prescris deux fois 20 grammes de liqueur de Van-Swieten
et 4 grammes d'iodure de potassium par jour. Ce traitement
paraissait donner quelques résultats très prompts ; le malade le suit alors beaucoup plus régulièrement que la
première fois ; les accidents respiratoires s'amendent en
effet progressivement, et après un mois, la voix reparaît en
partie. Encouragé par ce succès et sans tenir compte des
inconvénients qui se rattachent à la prolongation d'une médication semblable, malgré les plaintes du malade, je
persiste énergiquement dans la rigoureuse exécution de
ma prescription. C'est seulement vers la cinquième semaine,
à partir de la reprise de ce traitement mixte, que l'amélioration devient très manifeste, et la disparition complète des
accidents a pu être constatée après deux mois. A ce moment, l'examen laryngoscopique m'a permis de reconnaître
la disparition absolue de l'œdème et des érosions, la
corde vocale gauche étant redevenue mobile et apparais-
sant sous son aspect presque normal, comme le reste du
larynx. Il ne restait en vérité qu'une légère injection généralisée. Celle-ci, à son tour, disparut quinze jours après,
la voix avait repris en partie sa sonorité, la respiration
était devenue absolument normale; tout l'aspect du malade avait profondément changé à son bénéfice. C'est alors
seulement que je cessai l'administration des médicaments,

dont j'avais diminué les doses dans les dernières semaines. La santé générale s'améliora encore progressivement, et le malade, à partir de ce moment, pouvait être considéré comme parfaitement guéri.

*
* *

Voilà donc l'histoire d'un malade atteint de troubles respiratoires ayant été sans résultat soumis à un traitement spécifique par plusieurs médecins, au nombre desquels je figurais à mon tour. Je me laisse décourager, et je juge la trachéotomie indispensable. Le malade refuse ; c'est alors que je le soumets à un traitement spécifique plus énergique et surtout plus prolongé que les précédents, et ce malade guérit !

Le mérite de ce succès revient à la pusillanimité du patient ; mais s'il en a seul le bénéfice, il nous est permis au moins de tirer un utile enseignement d'un fait semblable. Il prouve péremptoirement que la nature syphilitique de l'affection une fois reconnue, on n'est pas en droit de désespérer du succès du traitement, alors même que les premières fois on est resté sans résultat. Il s'agit d'instituer une médication énergique et suffisamment prolongée.

OBSERVATION III. — L'observation que je viens de faire connaître trouve son corollaire presque identique dans l'histoire d'une femme de 52 ans, admise à la Charité (suppléance de M. Delens) pour des accidents respiratoires reconnus de cause syphilitique et se rattachant à des lésions laryngées. Ayant quitté l'hôpital notablement améliorée, elle est reprise peu de temps après sa sortie, cette fois de véritables accès de suffocation pour lesquels elle allait de nouveau rentrer à l'hôpital pour y subir la trachéotomie immédiate. C'est à ce moment que je vois la malade, je conseille de surseoir à l'opération et de faire un traitement beaucoup plus énergique que la première fois. Larges frictions mercurielles avec 10 grammes d'onguent gris par jour, et, en plus, 3 cuillerées à bouche de sirop de Gibert. Cette fois la guérison fut aussi définitive que rapide ; je diminuai les doses du médicament, mais les maintins pendant deux mois environ.

Trois ans se sont écoulés depuis, et les accidents ne se sont renouvelés à aucun degré. La guérison est complète et absolue.

On peut encore ranger dans le même ordre le fait suivant :

OBSERVATION IV. — Une jeune femme de 25 ans environ se présente chez moi avec sa mère dans les premiers jours du mois d'août 1876. Elle est atteinte d'une grosse tumeur ganglionnaire du côté gauche du cou et se plaint vivement de douleurs pendant la déglutition. La voix n'est que très-peu altérée ; je constate une profonde ulcération à la paroi postérieure du pharynx et du pilier gauche du voile du palais. La respiration est normale.

Sans adresser aucune question à la malade pouvant se rapporter à des antécédents syphilitiques, en raison de la présence de sa mère, je prescris la liqueur de Van-Swieten, à la dose de 2 cuillerées à dessert et 2 grammes d'iodure de potassium. Pour tout traitement local, un collutoire au borax. Dix jours après, l'ulcération était en partie comblée, et le vingt-cinquième jour du traitement la guérison était obtenue. Le ganglion n'avait pas complétement disparu encore, mais il était réduit à la grosseur d'une petite noisette.

Les choses en restèrent là, lorsque sept mois après sa première visite, je revis cette malade de nouveau. Elle était atteinte d'un léger cornage et d'une dyspnée assez prononcée. Comme elle était seule cette fois, je pus la questionner au sujet des antécédents, mais elle opposait à toutes mes investigations la dénégation la plus absolue. Je pus cependant constater de visu la trace quelque peu effacée de taches

sur les jambes et sur l'abdomen, mais aucune trace de lésions
primitives aux parties génitales.

L'examen laryngoscopique révéla l'existence d'une
tuméfaction œdémateuse des aryténoïdes, des replis thyro-
aryténoïdiens supérieurs et aryténo-épiglottiques. Je ferai
remarquer à cette occasion que sur le plus grand nombre des malades, l'œdème atteint plutôt les replis thyro-
aryténoïdiens supérieurs que les replis aryténo-épiglottiques.
L'épiglotte présentait de légères érosions multiples, disséminées sur presque toute son étendue, et surtout à sa face
postérieure. Le rétrécissement du vestibule du larynx était
assez considérable pour empêcher l'inspection des cordes
vocales, mais comme lors de la première visite la voix n'é-
tait que légèrement altérée, je fis reprendre le traitement
spécifique et m'abstins de tout traitement local. Comme dans
presque toutes les observations de ce genre, l'amélioration
fut très rapide et s'effectua pour ainsi dire à vue d'œil. La
malade, qui était extrêmement alarmée, vint me voir souvent,
et je pus suivre pas à pas, la résolution de l'œdème, la disparition de tout gonflement et la réparation des pertes de
substance. Le dix-huitième jour du traitement, la guérison
était complète. Peu de temps après avaient disparu les gon-
flements glandulaires qui avaient résisté au premier traitement, et qui étaient restés à peu près stationnaires jusqu'à
l'apparition des troubles respiratoires.

Je suis très au regret de ne pouvoir communiquer ici une
observation probante au premier chef sur l'efficacité du traitement lorsqu'il est énergique et prolongé, observation dont
M. Duplay, chirurgien de Saint-Louis, a bien voulu m'entrete-
nir, mais dont un malencontreux hasard nous prive en ce moment. L'histoire du malade en question, qui a été égarée, sera
reconstituée et publiée ultérieurement par M. Duplay. Il
s'agit d'un individu ayant subi la trachéotomie, chez lequel le
larynx s'est complètement oblitéré, et qui cependant sous
l'influence d'un dernier traitement spécifique, a finalement

récupéré la perméabilité des voies respiratoires, au point
qu'il fut possible d'enlever définitivement la canule qu'il
portait depuis un temps fort long. Or ce malade avait subi
plusieurs fois sans aucun résultat un traitement spécifique,
qui n'a donné tout ce qu'on devait en attendre que *lorsqu'il
a été prolongé assez longtemps.*

OBSERVATION V. — En 1865, une dame de 42 ans se présenta chez moi de la part d'un de nos maîtres de regrettée
mémoire, qui me manda par lettre d'exécuter le plus promptement possible la trachéotomie sur la personne qu'il m'a-
dressait. Celle-ci était en effet atteinte d'un cornage extrêmement bruyant et de troubles respiratoires qui, tout en étant
très-accusés, ne paraissaient pas en rapport avec le bruit
respiratoire intense qui se faisait entendre à une grande distance. La lettre de mon éminent confrère ne faisait nulle
mention des antécédents de la malade qui m'avait été adres-
sée d'ailleurs sans avoir subi aucun examen. Elle m'apprit
que les difficultés respiratoires remontaient à plusieurs semaines et qu'elles s'étaient particulièrement accentuées dans
les derniers jours ; que la nuit, son oppression était arrivée
au comble du paroxysme ; qu'elle était prête à subir la trachéotomie dont l'absolue nécessité lui avait été suffisamment
expliquée avant de se présenter chez moi.

L'examen laryngoscopique montre un gonflement inflam-
matoire œdémateux de l'épiglotte et des replis thyro-aryténoïdiens supérieurs ; mais la principale lésion était sous-
glottique. A travers la fente de la glotte entr'ouverte, je
constatai l'existence d'une tuméfaction assez exactement dé-
limitée, mais il m'était impossible, étant donné le haut degré
d'asphyxie et l'étroitesse relative de la glotte, de reconnaître
exactement tous les caractères physiques de la lésion. En
tout état de cause je questionnai la malade au sujet de la
syphilis (avec toutes les précautions d'usage), et sans obtenir
des aveux formels, j'en appris cependant bien plus qu'il
ne m'en fallait pour être éclairé.

Il était impossible, il est vrai, de fixer l'époque de l'infection, mais des accidents multiples s'étaient présentés depuis deux ans, notamment la chute des cheveux avec croûte dans le cuir chevelu, des éruptions cutanées et des soi-disant aphthes dans la gorge, qui ne pouvaient être autres que des plaques muqueuses, disparues depuis. Au moment où je vis la malade, il n'y avait plus aucune lésion en dehors du larynx. Le début des lésions remontait, nous l'avons déjà dit, et c'est là un point fort important, à plusieurs semaines seulement. Je déclarai à la malade qu'il me paraissait possible de différer à la trachéotomie, et je prescrivis un traitement mixte très énergique, espérant pouvoir conjurer le mal sans intervention chirurgicale. Il y eut alors de la part de la malade une résistance qui est bien rare en pareil cas, les rôles étant ordinairement inverses. Elle consentit cependant, non sans peine, à surseoir à l'opération; ce fut surtout après la consultation que je provoquai avec son médecin qui, sur l'exposé des faits, se rallia à ma manière de voir. Nous convînmes d'un traitement spécifique très énergique, et je dus en outre porter deux ou trois fois par semaine un crayon de nitrate d'argent sur les parties malades. Je pus ainsi suivre toute l'évolution de cette affection locale très attentivement, et en observer les phases successives.

L'effet du traitement se fit sentir avec une promptitude remarquable. C'est la tumeur trachéale qui diminua la première, et si rapidement que je pus, à peu de jours d'intervalle, en apprécier la disparition successive. Je dirai à cette occasion que cette observation, qui date déjà de treize ans, a le plus contribué à me faire connaître l'inutilité du traitement local en pareil cas; en effet, le haut degré d'asphyxie m'avait rendu circonspect, et dans la crainte de provoquer un spasme de la glotte, je m'étais abstenu de porter mon instrument à travers la glotte sur la lésion trachéale, quoique la chose eût été matériellement possible. Or, le vingtième jour du traitement, cette tumeur avait complétement disparu, alors que l'épiglotte, sur laquelle mes cautérisations avaient porté, était encore rouge, quoique à un degré moindre qu'au début, et ne se trou-

vait pas encore complètement désenflée. Cette différence
d'évolution ne pouvait tenir qu'à la différence des tissus et à
celle des lésions, attendu que les replis thyro-aryténoïdiens se comportaient comme l'épiglotte, sans que je les
eusse cautérisés. Il y avait donc trois siéges de lésions dont
l'un seulement était soumis à un traitement local; c'était l'épiglotte, qui se comportait comme les replis thyro-aryténoïdiens,
ces derniers n'ayant cependant nullement été cautérisés,
ainsi que la trachée, et celle-ci ayant guéri la première. Le
traitement local avait donc été inutile; il n'avait ni retardé ni
avancé la guérison. Cette circonstance me paraît mériter une
mention, parce qu'il n'en est pas de même de certaines lésions
secondaires, telles que les plaques muqueuses, par exemple,
qui se guérissent bien plus promptement lorsque, au traitement spécifique général, on adjoint les attouchements locaux
avec diverses substances caustiques.

Chez cette malade, le cornage avait cessé avant la disparition complète des lésions, et dès le quatorzième jour, la respiration était redevenue normale. Nous insistâmes cependant
sur la nécessité de continuer le traitement spécifique pendant
très longtemps, et nos prescriptions furent rigoureusement
suivies. Je fus tenu au courant de l'état de cette malade
pendant plusieurs années, alors même qu'on avait cessé
tout traitement, et j'appris qu'à aucun moment il ne s'était
produit de troubles quelconques.

———

Voici une observation analogue à la précédente :

OBSERVATION VI. — M. ..., commis voyageur, âgé de 32 ans,
a été atteint d'un chancre induré au prépuce après une
incubation qu'il croit pouvoir évaluer à 20 jours. L'époque
d'apparition des manifestations cutanées ne peut être déter-
minée par le malade; mais il a eu des plaques muqueuses
très nombreuses et très douloureuses au pharynx, qui au-
raient apparu environ 4 mois après l'infection. Il se
rappelle également l'existence de petits ganglions sous-

maxillaires assez douloureux, mais ne peut fournir d'autre renseignement, et prétend même péremptoirement n'avoir eu aucune autre atteinte, lorsqu'à la suite d'un prétendu refroidissement, il perdit la voix assez brusquement.

Il était bien loin d'attribuer dans ces accidents, insignifiants en apparence, une part quelconque à la syphilis, l'origine du chancre remontant à près de 2 ans, et les accidents secondaires ayant déjà disparu depuis près de 18 mois. Sans même consulter un médecin, le malade s'en tint à quelques gargarismes insignifiants, lorsque survinrent des troubles respiratoires qui ne tardèrent pas à l'inquiéter. C'est dans ces conditions qu'il se présenta chez moi, la respiration étant gênée depuis environ une semaine, et la voix éteinte depuis 22 jours. Le diagnostic s'établissait tout seul. Il y avait de très-nombreuses plaques muqueuses disséminées sur les amygdales et les piliers; deux sur la langue; les lèvres, le palais et les joues étaient indemnes; aucun ganglion. L'examen de la verge ne m'eût pas permis de reconnaître la trace du chancre, si le malade lui-même ne m'en eût indiqué le siège. Pas de ganglions dans l'aine; il en est de même du cou.

Je procédai en dernier lieu à l'examen laryngoscopique : rougeur généralisée de la muqueuse, sans trace de plaque muqueuse, dans les parties visibles au moins. Il faut dire, en effet, que toute la partie du larynx située au-dessous des replis thyro-aryténoïdiens supérieurs, échappait à l'examen par le gonflement œdémateux de ces replis. Je n'ai pu constater d'érosions, mais je suis porté à croire qu'il en existait dans la portion des voies respiratoires inaccessibles à l'inspection. Il me paraît peu admissible qu'un gonflement aussi considérable se fût produit sans avoir été provoqué par le processus irritatif d'une perte de substance, si légère qu'elle fût. Les replis aryténo-épiglottiques, l'épiglotte elle-même, n'étaient nullement œdématiés; tout le vestibule du larynx était très accessible à l'air et le rétrécissement nettement accusé au niveau de ce qu'on peut appeler la glotte supérieure.

Les cordes vocales mêmes étaient donc masquées et complètement invisibles, mais ce qui permettait de supposer que l'œdème devait s'étendre sur elles aussi bien que sur les cordes vocales supérieures, c'est que les aryténoïdes étaient presque immobiles, ce qui implique nécessairement le même degré d'immobilité des cordes vocales.

Les troubles respiratoires étaient très prononcés, mais l'aspect si caractéristique de l'asphyxie faisait défaut. Dans ces conditions, je pus écarter la trachéotomie et espérer obtenir un résultat par un traitement médical (friction mercurielle faites 2 fois par jour sur de larges surfaces et 2 grammes d'iodure de potassium par jour). L'effet obtenu a été extrêmement rapide. Dans le cours de la première huitaine déjà le malade respirait mieux et le gonflement odémateux diminuait à vue d'œil. Le treizième jour du traitement, j'ai pu voir les cordes vocales, les replis thyro-aryténoïdiens étant suffisamment désenflés, pour en permettre l'inspection. Deux jours après, je pus plonger le regard jusque dans la trachée dont je distinguais nettement plusieurs anneaux. J'ai pu constater qu'il n'y avait pas de plaques muqueuses dans les voies supérieures, mais j'ai vu sur les cordes vocales elles-mêmes des exfoliations epithéliales très-superficielles et une rougeur sombre assez intense. Les plaques muqueuses de la cavité pharyngobuccale avaient beaucoup diminué, mais elles n'ont disparu que dans le cours de la troisième huitaine. Le bruit de cornage, qui avait rapidement diminué d'intensité dès le début du traitement, avait complètement cessé avant la disparition des plaques muqueuses, au fur et à mesure que l'œdème du vestibule diminuait. Cette fois encore, comme d'ailleurs dans presque tous les cas analogues, je me suis abstenu de tout traitement local, et me suis exclusivement borné à l'administration des médicaments spécifiques.

La guérison de ce malade a été obtenue après environ 4 semaines révolues. A ce moment toute trace d'œdème avait disparu ; il en était de même des érosions et des plaques muqueuses ; la voix avait repris l'intensité normale et c'est à peine s'il restait encore un léger degré de raucité qui persista pendant plusieurs semaines. Le trentième jour seulement, la fétidité de l'haleine et l'état des gencives m'imposèrent la cessation des mercuriaux, mais je fis continuer l'iodure de potassium à raison d'un gramme par jour pendant environ deux mois encore. Le mauvais état des gencives fut quelque temps assez rebelle aux collutoires, mais finit par céder à l'administration à l'intérieur d'assez hautes doses de chlorate de potasse (4 à 6 grammes) par jour.

Près de six ans se sont écoulés depuis la guérison ; plusieurs fois j'ai eu l'occasion de revoir M. ..., et à aucun moment il ne s'est présenté trace d'une lésion semblable à celle qui l'avait amené chez moi. Il est vrai que le malade se soumettait à un traitement spécifique de temps en temps, s'étant conformé assez rigoureusement à la prescription, dont·il est question plus haut, pendant les deux premières années qui avaient suivi les accidents respiratoires.

L'observation suivante est un exemple prouvant la gravité des rechutes, lorsque les premiers accidents ont été combattus par un traitement insuffisant.

OBSERVATION VII. — Un jeune homme de 26 ans, chez lequel j'avais constaté une inflammation hypertrophique de la muqueuse du larynx de nature évidemment syphilitique, faisait remonter les premières manifestations à plusieurs années. La voix était fortement altérée et les inspirations légèrement bruyantes. Il n'y avait cependant pas de dyspnée proprement dite. Le traitement spécifique proposé ne fut accepté qu'avec une grande répugnance, mais malgré l'irrégularité de son exécution, un résultat réel fut obtenu après les premières semaines. Quatre mois après sa première visite, ce jeune homme reparut chez moi. Il respirait difficilement. Il ne toussait point et l'auscultation ne me révélait aucune complication pulmonaire. Les troubles vocaux étaient plus prononcés que lors de la première visite, mais je ne pus complètement examiner au laryngoscope ce malade qui s'y prêtait de mauvaise grâce, ne paraissant pas comprendre l'utilité d'une pareille inspection. En tout état de cause, je prescrivis de larges frictions mercurielles et un vésicatoire sur la région thyroïdienne. Le vésicatoire fut accepté, mais le malade, qui ne croyait nullement à la spécificité de son mal, se refusait à un traitement mercuriel. Il s'était d'ailleurs soumis dans les derniers temps à la direction d'un homœopathe qui l'avait convaincu des dangers d'un traitement de ce genre. Je reçus au même moment l'aveu que mes premières prescriptions avaient été peu suivies et vite interrompues. C'est dans ces circonstances que je perdis ce malade de vue. Quelques mois après, j'appris cependant par une personne de son entourage, que mon malade avait succombé peu de temps après la dernière visite qu'il m'avait faite.

Je n'ai pu recueillir que des renseignements peu précis sur les derniers événements ; j'ai appris cependant que M.... se serait d'abord trouvé mieux pendant les quelques jours qui suivirent l'application du vésicatoire ; il s'était levé et était sorti ; il n'avait pas respiré avec bruit, me disait-on, mais pour monter l'escalier, il s'arrêtait à chaque pas. Cette circonstance me paraît très caractéristique, étant données les habitudes d'un jeune homme de 26 ans, robuste et plutôt vif dans ses mouvements, qui ne devait, sans aucun doute, s'imposer une démarche de valétudinaire qu'à cause de l'oppression qu'il éprouvait.

Observation VIII. — M. ... eut un chancre en 1867. Ce chancre ne fut traité que localement. Les premiers accidents secondaires restèrent inaperçus ; mais en 1871, son médecin, M. le docteur Lahilonne, de Pau, a constaté l'existence de plaques de rupia, qui se développèrent rapidement et presque subitement aux bras, aux jambes, à la tête, au front ; quelques-unes de ces plaques avaient une étendue considérable. Le malade fut soumis au traitement général classique ; quant au traitement local de ce rupia (camphre, solution de Plenck, emplâtre mercuriel), il fut très-laborieux et très-pé-

nible. Il fallut aussi traiter localement la gorge, où des plaques muqueuses se montraient. Dans le courant de la même
année (1871), le malade passa l'été à Barèges, mais il re-
vint en septembre dans un état fort grave, pouvant à peine
se. soutenir sur ses jambes, couvert d'une centaine de plaques de rupia. Soigné de nouveau par M. Lahilonne jusqu'en
janvier, il se trouva à cette époque en état de se rendre à
Paris, où il fut mis entre les mains de MM. les docteurs
Demarquay et Ricord (bains au sublimé, fumigations mercurielles, etc.). Plusieurs années se passèrent sans accidents
du côté de la peau. Le malade fit trois cures à Luchon,
sans que les eaux provoquassent une nouvelle poussée ;
mais la voix, d'abord enrouée, au bout d'un certain temps
s'érailla complétement ; des ulcérations et des végétations
se formèrent sur les cordes vocales, et un certain degré de
sténose vint peu à peu gêner la respiration.

J'eus à examiner le malade au mois de novembre 1877, et
je le trouvai dans l'état que je viens d'indiquer ; de plus il
était pâle, anémié, avec des bruits respiratoires affaiblis.
Par la connaissance que j'avais des antécédents, je ne pou-
vais pas méconnaître la nature de la sténose laryngée. Le
traitement mixte fut repris énergiquement, prolongé pendant
environ 4 semaines et le malade guérit. Les troubles respiratoires cessèrent absolument, mais la voix restait légèrement enrouée.

Observation IX. — M. le Dr Brouardel me fit l'honneur
de m'adresser une malade âgée de 28 ans, atteinte de laryngosténose, sur laquelle je constatai au laryngoscope un rétrécissement de la glotte causé par une tuméfaction considérable des deux cordes vocales. Celle de droite était presque
complètement immobile, mais dans les légers écartements
qui purent encore être effectués par la corde vocale gauche,
je pus constater une tuméfaction sous-glottique que je sup-
posais être une gomme syphilitique. Il n'y avait pas trace de
végétation ni d'ulcération. L'épiglotte était saine.

J'engageai M. Brouardel, qui partageait d'ailleurs complètement mes impressions, à un traitement mixte très énergique, et j'émis l'opinion qne la trachéotomie devait encore
être différée pendant quelque temps, mais qu'il y aurait lieu
de la pratiquer si le traitement ne donnait pas un résultat
satisfaisant.

M. des Tureaux, externe de M. Brouardel, dans le service
duquel cette malade était couchée (hôpital Saint-Antoine,
salle Sainte-Geneviève, n° 22), releva en détail son histoire
dont j'extrais les principaux passages.

Admise à l'hôpital pour un cornage très-intense, borné à
l'inspiration, et imitant presque le rugissement de la bête
fauve, cette malade paraît être dans un état d'asphyxie imminente. Très peu de trouble de la voix. Elle avait eu des
éruptions sur la poitrine et en même temps elle perdait ses
cheveux. Aucun traitement ne fut fait et cinq ans se passèrent sans accident nouveau. Les maux de gorge qui com-
mencèrent alors, furent suivis plus tard de céphalalgie nocturne. Actuellement la malade est très pâle et a beaucoup
maigri depuis 2 mois. Elle est bien réglée. Quelques ganglions dans une des aisselles.

Mise d'abord au traitement du sirop de Gibert, la stomatite
survient le huitième jour de cette médication. Le cornage
ne diminue pas d'abord; quatre grammes de chlorate de
potasse par jour. Le onzième jour du début du traitement, le
cornage diminue brusquement, non-seulement à la joie de la
malade, mais aussi à la grande satisfaction de ses compagnes
de salle que son cornage nocturne avait empêchées jusque-là
de dormir. Sept jours après la cessation du traitement, le cornage reparaît; le traitement par les frictions mercurielles étant
repris, le symptôme alarmant est combattu plus victorieusement cette fois, et il cesse complètement après 17 jours
de médication. La malade sort 3 jours après, le cornage
ayant complètement cessé. On constate seulement un léger
souffle prolongé dans les inspirations.

Dans le cours de la présente publication, M. le Dr Berger, chirurgien des hôpitaux, me communique l'histoire d'un enfant, trop incomplète pour la faire figurer ici à titre d'observation, mais intéressante, eu égard à l'âge du petit malade. Il s'agit d'un jeune enfant de 3 ans environ, dont la mère avait contracté un chancre au sein, pendant l'allaitement. Cet enfant était atteint, lorsque M. Gaucher, l'interne du service, le vit pour la première fois, de plaques muqueuses de l'isthme du gosier que l'on cherchait à cautériser, mais ces tentatives étaient suivies d'accès de suffocation et rendues très difficiles par l'indocilité de l'enfant. Bientôt survint de la dyspnée, plus marquée dans les inspirations, de l'aphonie, du sifflement trachéal; l'enfant présentait du tirage cervical et ne pouvait être tenu dans la position horizontale sans étouffer. M. Martineau, appelé et incomplètement renseigné, crut à un croup. C'est alors que M. Berger le vit à son tour et que, tout en ordonnant de se tenir prêt à faire la trachéotomie, fit commencer des frictions mercurielles énergiques. Peu de jours de ce traitement suffirent pour amener la guérison du cornage; la respiration redevint aisée, tout en restant encore un peu sifflante. Voix aphone.

L'enfant fut transporté dans le service de M. de Saint-Germain, aux Enfants-Malades, où il est mort d'une maladie épidémique, contractée dans les salles, et étrangère à l'affection syphilitique qui nous intéresse.

*
* *

Les observations que l'on vient de lire relatent toutes d'une issue favorable, sauf une (obs. VII) qui est cependant autant que les autres une preuve de l'efficacité du traitement spécifique, et du danger encouru par le malade lorsque le traitement est insuffisant, soit comme dose, soit comme durée. Ces observations montrent d'une façon très-nette combien il est important que les médicaments soient administrés à des doses suffisamment élevées et pendant un temps assez prolongé. Les observations II et III suffiraient à elles seules, selon notre impression au moins, pour justifier l'institution d'une médication spécifique très-énergique alors même que cette médication trop timidement exécutée aurait échoué entre les mains de plusieurs médecins, et que toute chance de succès paraîtrait devoir être abandonnée.

Je n'ai vu qu'une seule fois un malade atteint de laryngosténose syphilitique succomber malgré la trachéotomie et malgré une médication spécifique à haute dose. — Il s'agissait d'un jeune homme de 30 ans admis à l'hôpital Beaujon (suppléance de M. Lépine) et dont l'histoire est rapportée dans les *Annales des maladies de l'oreille et du larynx* (t. II, n° 1, 1er mars 1876), ce qui m'autorise à la rappeler seulement. La lésion consistait en une nécrose du cricoïde, et la mort survint 6 jours après la trachéotomie. L'histoire de ce malade est un exemple frappant de la gravité des lésions sous-glottiques. Il en est de même de l'individu de notre observation VII, chez lequel un traitement spécifique insuffisant a notablement aggravé la situation. L'existence d'une lésion sous-glottique n'en a pas moins été peut-être la principale cause de la rapidité de l'asphyxie.

*
* *

C'est à dessein que nous évitons d'aborder l'étude historique de la question qui nous occupe ici ; nous rappellerons seulement qu'il y a quelques années M. Ulysse Trélat, dans un mémoire présenté à l'Académie de médecine, a fait une excellente étude de la trachéotomie dans les lésions syphilitiques des voies respiratoires basée sur vingt-deux observations, dont deux personnelles. Quelque scrupuleuses qu'aient été les recherches du savant professeur, sa liste n'est pas complète, et déjà lors de la publication de son mémoire, nous avions recueilli dans divers auteurs de nombreuses observations non mentionnées dans son travail.

Laryngosténoses syphilitiques à marche lente.

Nous avons surabondamment insisté sur l'incurabilité des laryngosténoses chroniques et il nous paraît inutile d'y revenir; le lecteur se rappellera notre division par degrés d'intensité des altérations fonctionnelles. Les formes chroniques du rétrécissement syphilitique des voies aériennes se présentent plus fréquemment au praticien que les formes aiguës ; il nous semblerait donc oiseux d'en multiplier autant les exemples que pour la forme aiguë. Nous allons relater sommairement l'histoire de quelques malades, pour bien faire ressortir les diverses variétés en question, et nous terminerons notre exposé par des conclusions générales.

Les troubles à marche lente affectent, nous le savons déjà, deux formes bien caractérisées. Dans l'une, la lésion arrive plus ou moins rapidement à son maximum de développement ; là elle s'arrête et persiste ; elle ne regresse pas, il est vrai, mais elle n'a pas non plus de tendance à s'accroître ; aussi n'arrive-t-elle jamais à oblitérer complètement le larynx et jamais — c'est là le point intéressant — n'est-on obligé d'avoir recours à la trachéotomie.

Dans l'autre, au contraire, l'affection suit une marche envahissante ; le traitement le plus énergique, à moins d'avoir été institué dès le début, ne lui fait aucun obstacle ; l'oblitération des voies aériennes s'accuse de jour en jour, et la trachéotomie est le terme auquel on est fatalement conduit.

OBSERVATION X. — M...., âgé de 40 ans, me fut adressé en 1872 par mon savant ami le professeur Peter. Il avait contracté la syphilis au mois d'août 1867. Quinze jours après la cicatrisation complète du chancre surgit une éruption papuleuse sur le ventre et la partie supérieure des cuisses. Le traitement consista en quelques bains et de l'iodure de potassium à la dose de 2 à 3 grammes par jour pendant un mois. Deux mois 1/2 plus tard,, à la suite d'une longue course faite la nuit par un froid humide, survinrent les premiers symptômes de laryngite. Il y eut quelques phénomènes généraux de courte durée, puis progressivement une aphonie complète qui dura une quinzaine de jours, laissant une altération de la voix. On fit plusieurs applications d'huile de croton à l'extérieur et on fit prendre de l'iodure de potassium pendant longtemps à fortes doses. En juillet 1868, un repos de 15 jours apporta un certain soulagement, mais la voix, bien que meilleure, resta altérée. On continua pendant tout l'hiver 1868-1869 le traitement par l'iodure de potassium. Vers le milieu de 1869, le malade fut obligé de prendre encore un repos d'un mois; l'état général se rétablit, la respiration s'améliora, la voix seule resta la même. De 1869 à 1870 l'iodure de potassium fut continué; 77 pilules de Sédillot furent prises. Quant aux alternatives par lesquelles la voix a passé, il faut remarquer que l'aphonie n'a été complète qu'au début; les différences ultérieures ne portaient que sur l'intensité ou le timbre. A la suite d'une fatigue de la parole, l'aphonie était plus marquée, de même que lorsqu'il fallait parler dans la rue ou dans une pièce fermée et chaude. Depuis un an environ, il ne peut parler qu'en prenant du repos entre chaque phrase; la respiration lui fait défaut, il est obligé de s'arrêter, et quand il veut reprendre haleine, il semble qu'il y ait un obstacle au niveau du larynx, comme un corps étranger qui l'obstrue.

Depuis 15 à 18 mois, la gêne de la respiration est plus sensible. L'inspiration est moins profonde, plus rapide; le malade est presque obligé de s'y prendre à deux fois. Un fait, sur lequel le malade insiste, c'est que dans la montagne l'inspiration se fait en un seul temps, elle est large et profonde. Pendant la nuit la dyspnée disparaît, la respiration est ordinairement normale.

Le cornage n'est permanent que depuis 1871 et il est plus marqué le matin que le soir.

Malgré tous ces symptômes l'état général est assez bon, et le malade peut vaquer à ses occupations grâce, dit-il, à un mois de repos pris chaque année.

A l'examen laryngoscopique j'ai constaté la présence de petites végétations très nombreuses sur les cordes vocales mêmes; une première fois je les ai détruites en 1873 au galvano-cautère et la respiration s'est sensiblement améliorée. Cinq ans après, les végétations étaient à peu près reformées et le malade est de nouveau en traitement.

Depuis longtemps j'ai renoncé à la médication spécifique qui avait bien fait disparaître tous les autres accidents, mais qui était restée sans aucune action sur la lésion des cordes vocales.

OBSERVATION XI. — Mme..., âgée de 43 ans, et qui se trouve actuellement dans le service de M. le professeur Hardy, à la Charité, fut atteinte des premiers accidents syphilitiques il y a 25 ans. Après avoir passé par toutes les périodes d'une syphilis évoluant d'une façon ordinaire, elle fut prise de difficultés respiratoires il y a environ neuf ans, et ces accidents persistent encore aujourd'hui à peu près au même degré. L'examen laryngoscopique est forcément incomplet chez cette malade dont l'épiglotte, à moitié rongée par la syphilis, est tiraillée en arrière par une bride cicatricielle, au point de masquer la cavité même du larynx. Le fait intéressant n'en est pas moins constant, à savoir que les troubles respiratoires sont dus à des lésions laryngées qui, *arrivées à une certaine époque de leur évolution, se sont arrêtées et sont restées stationnaires depuis neuf ans.*

A ces deux faits pourrait être rattaché, au moins selon toute probabilité, un cas que j'ai observé en commun avec MM. Guyon et Potain :

OBSERVATION XII. — Il s'agit d'un individu de 70 ans environ, atteint depuis plus de 20 ans d'un léger cornage dans les deux mouvements de la respiration, et chez qui l'examen laryngoscopique a révélé l'existence, dans la trachée, d'une saillie osseuse que nous avons jugée être de nature probablement syphilitique. La respiration, tout en étant gênée, n'a jamais été entravée au point de nécessiter une intervention chirurgicale. Il est utile d'ajouter que la syphilis n'ayant jamais été avouée par ce malade, le doute sur la spécifité de la lésion est encore permis. Je ferai remarquer cependant que M. le professeur Guyon, qui donne des soins habituels à ce malade, est très-partisan de cette interprétation, et que d'ailleurs le traitement spécifique a amené un soulagement marqué dans son état.

Nous n'insisterons pas davantage sur ces observations de laryngosténose chronique *non oblitérante* ; ces faits n'étant point rares, il serait aisé d'en grossir la liste, mais sans bénéfice pour notre thèse ; ce que nous voulons faire ressortir dans la série des laryngosténoses à marche chronique, c'est qu'il existe deux variétés, et que l'une d'elles, celle dont nous venons de donner trois exemples, beaucoup moins grave, est compatible avec l'existence, sans qu'il soit nécessaire de faire la trachéotomie, tout en restant réfractaire au traitement spécifique, contrairement à ce qui arrive pour les laryngosténoses à marche rapide.

Passons maintenant à la seconde variété de la laryngosténose à marche lente, réfractaire à son tour au traitement spécifique, mais affectant en plus une marche fatale, progressive et oblitérante.

L'observation suivante fournit un exemple d'un individu chez lequel la cicatrisation d'un travail ulcéreux a amené une ankylose articulaire dans le larynx avec sténose progressive, ayant nécessité la trachéotomie, quoique la glotte fût restée assez perméable pour permettre le langage phonétique.

OBSERVATION XIII. — M...., 33 ans, menuisier, contracta, il y a 13 ans, un chancre qui disparut au bout de 3 ou 4 mois ; il prétend n'avoir eu aucune manifestation secondaire et ne se rappelle pas avoir pris d'autre médicament que de la tisane. Il y a environ 6 ans, il prit froid en portant des fauteuils chez un client ; il s'ensuivit aussitôt une perte presque complète de la voix sans toux ni fièvre. Cependant, au dire du malade lui-même, le fond de la gorge était rouge. La voix se rétablissait par moments, mais se perdait aussitôt, et ces alternatives de raucité et de récupération vocales ne cessèrent plus jusqu'au moment où je vis le malade.

En dehors de son « mal de gorge », le malade se portait très-bien. Les difficultés respiratoires avaient augmenté depuis 3 ou 4 ans et allaient toujours en croissant ; il ne toussait pas, mais l'amaigrissement était considérable ; l'essoufflement était tel que le malade était obligé de suspendre son travail toutes les 5 minutes. Il entra à l'Hôtel-Dieu, le 20 septembre 1869, avec du cornage et des accès d'étouffement très alarmants. Le surlendemain, j'examinai le malade ; il fut convenu qu'il prendrait de l'iodure de potassium pendant quelque temps (ce qui fut fait pendant environ 3 semaines). Malgré ce traitement, la dyspnée allait toujours en augmentant. A l'Hôtel-Dieu, le cornage était tel qu'il empêchait les autres malades de dormir. Le troisième jour de son entrée, M. Ball, qui remplaçait le professeur Béhier, vint me chercher dans la journée, et, assisté du chef de service, vu l'urgence extrême, je pratiqnai immédiatement la trachéotomie. Après l'opération, le malade respirait normalement par la canule. Il sortit de l'hôpital le 29 octobre pour aller à l'asilé de Vincennes où il n'est resté que trois jours.

Aujourd'hui, presque dix ans après la trachéotomie, il porte encore la canule, mais il peut parler, ce qui prouve que l'expiration est encore possible. Le traitement spécifique n'a produit aucun effet.

Observation XIV. — Le 29 mai 1876, j'ai eu l'occasion de rédiger une consultation à propos d'un malade que je fus appelé à voir avec les docteurs Ley et Clerc, et je la transcris ici, n'ayant pas pu prendre l'observation en détail.

« M. X..., âgé de 40 ans environ, porte une canule trachéale depuis plusieurs années (date incertaine). Il a eu, paraît-il, des accidents syphilitiques multiples, car il était très difficile de s'entendre avec ce malade qui était d'origine étrangère, et qui ne pouvait en outre proférer une syllabe.

On constate, à l'examen laryngoscopique, un gonflement considérable des replis thyro-aryténoïdiens, qui forment deux bourrelets épais recouvrant en totalité les cordes vocales inférieures. On n'aperçoit entre ces deux replis qu'une fente linéaire insuffisante pour donner passage à l'air; la glotte peut être considérée comme complètement obturée. Le malade ne peut émettre le moindre son ; il est capable, il est vrai, de formuler des phrases, mais les sons qu'il fait entendre sont produits par mussitation bucco-pharyngée. Le larynx n'y participe absolument en rien. Nous sommes en face d'une oblitération absolue du larynx. Quelle que soit l'étiologie de cette affection, et en supposant même que sa production soit due à une cause diathésique, nous pensons qu'il ne faut nullement songer à instituer un traitement général. Une dilatation mécanique pourrait peut-être donner un résultat satisfaisant. Cette dilatation devrait être obtenue par des sondes à calibre insensiblement croissant, et qu'on laisserait pendant un temps variable dans les voies respiratoires. La tolérance du larynx serait ainsi facilement obtenue. Quand on sera arrivé à une dilatation suffisante, on laissera en place la canule encore pendant 6 mois au moins, pour qu'on soit bien certain qu'il ne se produira plus de coarctation ; nous conseillons, en outre, d'augmenter graduellement le calibre de la canule, afin de permettre à la respiration de se faire plus largement, la disposition actuelle nous paraissant tout à fait insuffisante pour assurer l'hématose. »

Notre conseil ne fut pas suivi, et nous avons perdu ce malade de vue. Il est indubitable que la canule ne sera jamais retirée.

*
* *

Des observations que nous venons de relater, il ressort un fait important au point de vue du traitement de la syphilis.

Si, en effet, nous laissons de côté un instant les accidents laryngés pour étendre notre vue et embrasser dans notre horizon toute la scène pathologique de la syphilis, si au lieu d'envisager seulement une des nombreuses expressions de la maladie, nous considérons la diathèse en elle-même, nous sommes frappés de la constance de ce fait qu'aucun des malades en question n'a réellement soigné sa syphilis.

Parmi eux, les uns (obs. I, II, IV, XI) ont toujours nié l'infection, soit qu'ils fussent de bonne foi, soit qu'ils aient voulu la cacher au médecin.

D'autres (obs. V, VI, VII, VIII, IX, XII) savent parfaitement qu'ils ont été infectés, se rappellent même l'époque de leur chancre, mais n'ont suivi le traitement spécifique que d'une façon défectueuse et parfois dérisoire. Il en est dans le nombre qui ont soigné leur vérole avec de la tisane.

Enfin, il y a une troisième classe de malades ; elle comprend ceux chez qui le médecin a institué un traitement spécifique à propos des accidents laryngés ; mais ici ce traitement, même fait avec beaucoup de soin et poussé très énergiquement, ne devait donner que des résultats imparfaits : il venait trop tard. Les syphiliographes nous apprennent que c'est surtout pendant les deux *premières* années de l'infection qu'on doit administrer le mercure, et ici nous avons une confirmation de leur théorie. Dans les observations IX et XII, les malades furent soumis au traitement mercuriel respectivement 5 et 13 ans après l'infection. Le résultat a donné raison aux syphiliographes : il a été nul.

*
* *

Dans l'étude que nous venons de faire, nous n'avons eu en vue qu'un seul des accidents laryngés de la syphilis, les troubles respiratoires, dans ses relations avec le traitement médical et l'intervention chirurgicale.

Ayant eu l'occasion de recueillir assez de faits pour nous permettre une vue d'ensemble, nous avons relaté ceux qui nous paraissaient suffisamment caractériser les divers aspects des redoutables accidents qui résultent du retrécissement du larynx.

De ce qui précède, nous nous croyons autorisés à tirer les conclusions suivantes :

1° Les laryngosténoses syphilitiques se présentent à des époques extrêmement variables de l'infection.

2° Leur apparition tardive n'est pas une preuve constante des formes avancées de la syphilis, mais il en est ainsi le plus souvent.

3° Les lésions qui provoquent la laryngosténose dans la syphilis sont différentes, selon que l'apparition des troubles respiratoires a été brusque ou lente.

4° Le rétrécissement brusque est dû de beaucoup le plus souvent à l'œdème accompagnant les diverses manifestations spécifiques ; le rétrécissement qui s'est produit lentement est dû le plus souvent à une inflammation hypertrophique ou végétante, d'autres fois à une coarctation cicatricielle, et le moins fréquemment à la formation d'une tumeur osseuse.

5° Les accidents respiratoires sont d'autant plus graves que les lésions qui les ont produits sont plus rapprochées de la trachée. Les lésions trachéales elles-mêmes sont souvent mortelles.

6° La forme lente des laryngosténoses syphilitiques peut se compliquer d'œdème et prendre brusquement un caractère d'acuité. Cette complication ne se produit pas fréquemment.

7° La forme brusque des laryngosténoses syphilitiques peut être victorieusement et rapidement combattue par le traitement spécifique, et l'intervention chirurgicale peut être évitée, *alors même que l'asphyxie paraît imminente.*

8° Le traitement spécifique doit être porté dès le début à de très-hautes doses, et être continué à doses décroissantes après la cessation des accidents respiratoires, sous peine de rechute.

9° La forme lente cède au traitement médical d'autant plus

difficilement que son invasion a été plus insidieuse et plus prolongée.

11° Le rétrécissement produit lentement, s'arrête quelquefois spontanément, et la trachéotomie ne devient pas nécessaire ; mais il ne regresse jamais spontanément.

12° Lorsque, à la suite des coarctations cicatricielles, il y a tendance à l'oblitération du larynx, elle s'effectue, *quoi que l'on fasse;* l'ouverture des voies aériennes et le maintien indéfini de la canule sont imposés dans ce cas.

13° Les résultats de la dilatation mécanique du larynx n'ont pas reçu encore la consécration du temps.

14° Les végétations syphilitiques du larynx peuvent être détruites ou extraites comme les végétations non diathésiques.

15° Le diagnostic entre les végétations simples et les végétations syphilitiques peut s'établir assez aisément; il n'en est pas toujours de même du diagnostic différentiel d'entre les végétations syphilitiques, tuberculeuses et carcinomateuses.

16° La douleur est peu intense, la toux rare dans toutes les formes de laryngosténose syphilitique.

17° La conservation de la voix est compatible avec la gravité du mal.

18° Sauf les cas de végétations, le traitement *local* des laryngosténoses syphilitiques est sans utilité.

19° Dans l'immense majorité des cas, le choix du traitement est à faire entre la médication spécifique et la trachéotomie (ou la laryngotomie). Dans certains cas les deux moyens trouvent leur emploi.

L'étude qui vient d'être exposée a surtout pour but de déterminer ces indications.

Clichy. — Imp. Paul Dupont. rue du Bac-d'Asnières, 12. (1366, 12-8.)